LA DÉFENSE

DU

VIEUX COGNAC

LES EAUX-DE-VIE DE COGNAC

AU POINT DE VUE

MÉDICAL, THÉRAPEUTIQUE ET PHARMACOLOGIQUE

PAR

M. A. MANSEAU

PHARMACIEN

BORDEAUX

IMPRIMERIE G. GOUNOUILHOU

11, RUE GUIRAUDE, 11

—

1893

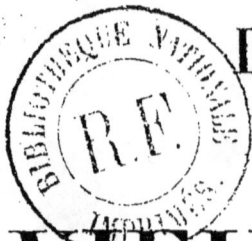

LA DÉFENSE

DU

VIEUX COGNAC

LES EAUX-DE-VIE DE COGNAC

AU POINT DE VUE

MÉDICAL, THÉRAPEUTIQUE ET PHARMACOLOGIQUE

PAR

M. A. MANSEAU

PHARMACIEN

BORDEAUX

IMPRIMERIE G. GOUNOUILHOU

11, RUE GUIRAUDE, 11

—

1893

AVANT-PROPOS

J'ai mis dans mes projets de défendre de toute mon énergie nos *vieilles eaux-de-vie de Cognac* contre les terribles coups et les machinations absurdes de ses détracteurs.

Il est un fait indéniable, que plus va, plus notre *Fine Champagne* se trouve attaquée. Il est temps de réagir, car la science elle-même semble vouloir démolir par l'analyse certains faits qu'une expérience de plusieurs siècles a consacrés, sous le fallacieux prétexte que nos eaux-de-vie renferment plus de principes toxiques, et partant nuisibles à la santé, que n'en renferment les alcools d'industrie.

Or, chacun sait de quels maux nous sommes affligés depuis l'apparition de ces alcools sur les marchés des différents pays. L'alcoolisme, qui n'existait pas, pour ainsi dire, a pris, depuis l'usage immodéré de ces produits industriels, une extension telle que les hygiénistes les plus renommés travaillent sans relâche et, hélas! sans succès bien apparent, à enrayer la marche ascendante d'une des maladies les plus terribles de notre siècle.

Je ne pensais point commencer la défense de nos *vieilles étoiles* par la publication que l'on va lire, chaque chose devant être à son rang; mais la récente décision prise par la Société de Thérapeutique de Paris m'a mis dans l'obligation de mettre, selon l'expression vulgaire, *la charrue devant les bœufs.*

Mes lecteurs, comprenant le mobile qui me fait agir de la sorte, m'accorderont, j'en suis persuadé, le pardon dont on gratifie volontiers les orateurs qui, dans une réunion publique, se voient contraints, avant de défendre leur politique et d'exposer leur programme, de répondre tout d'abord aux interruptions et aux objections qui se produisent.

A. MANSEAU.

LES EAUX-DE-VIE DE COGNAC

au point de vue

MÉDICAL, THÉRAPEUTIQUE ET PHARMACOLOGIQUE

A la suite d'une communication faite par M. Huchard à la Société de Thérapeutique sur le traitement de la pneumonie par l'alcool, M. Bovet posa dans une séance ultérieure la question suivante :

Quelle espèce d'alcool le médecin doit-il prescrire pour l'usage interne ?

Après une assez longue discussion, à laquelle prirent part successivement MM. Yvon, Crinon et Créquy, on en arriva à adopter cette conclusion :

« Il convient de formuler désormais dans les potions alcooliques, au lieu de rhum ou d'eau-de-vie, alcool officinal ou alcool rectifié bon goût à 90°. »

J'avoue qu'après la lecture du compte rendu de cette laborieuse séance, je tombai dans un état tel de perplexité que c'est à peine si mon esprit put se rendre au bout de quelques secondes à l'évidence.

Je ne pouvais pour ainsi dire en croire mes yeux.

Revenu néanmoins de cette impression première, je cherchai à m'expliquer cette brusque détermination des membres de la Société de Thérapeutique, sans trouver un argument quelconque en sa faveur.

J'entends bien M. Yvon déclarer que l'alcool de vin, dit de Montpellier, ne se fabrique plus depuis longtemps, et mon excellent confrère Crinon ajouter que l'usage de l'alcool est préférable à celui des *vieilles eaux-de-vie* et des vieux rhums, qui contiennent toujours, en raison de leur rectification incomplète, des alcools supérieurs.

Des alcools supérieurs! Tel est le grand cheval de bataille.

Eh bien! je ne trouve pas ces raisons suffisantes pour tirer de là une conclusion dont la gravité n'échappera à personne, et je vais essayer de démontrer que l'expérience et les faits sont loin de corroborer les idées émises par mes éminents confrères.

La question de l'alcool et de l'alcoolisme est d'une complexité telle que nous n'essaierons pas de la traiter ici d'une façon complète.

De nombreux savants, des hygiénistes de talent ont essayé et essaient encore, par de louables initiatives, et en s'appuyant sur des données scientifiques chaque jour plus précises, de résoudre ce difficile problème, imposé à leur esprit par le mouvement des idées et des faits qui modifient sans cesse l'état de notre société.

De tels hommes honorent leur profession et s'honorent eux-mêmes, car, en parlant ainsi, au nom de la salubrité publique, ils s'appuient sur les plus chers intérêts de la patrie.

Leurs efforts incessants sont donc fort louables, et je ne doute pas qu'ils n'arrivent un jour, grâce à leur ténacité proverbiale, à une solution pratique de toutes ces questions de fiscalité, de morale sociale, d'hygiène, de chimie, d'économie, de physiologie même.

J'ai prononcé ce mot de chimie, qui fait trembler par ses découvertes de chaque jour, et qui, en somme, ne fait que rechercher la vérité momentanément voilée et expliquer des faits quelquefois en désaccord avec l'expérience acquise.

Mais est-ce que la chimie ne doit pas toujours marcher de l'avant et ne tenir compte d'aucune considération? Ne doit-elle pas toujours rechercher la vérité et la dire en face? N'est-ce pas elle qui met en mouvement la physiologie et la plupart des sciences médicales qui viennent sans cesse frapper à sa porte afin d'obtenir soit un nouveau produit à expérimenter, soit une nouvelle voie à suivre; en d'autres termes, une direction et une impulsion nouvelles que ces sciences ne sauraient trouver en elles-mêmes?

Et puisqu'il s'agit ici d'alcool, les récentes expériences de M. Mohler ne prouvent-elles pas surabondamment que la chimie ne s'arrête à aucune considération, ne prévoit aucunes conséquences, quand il s'agit d'établir des faits et d'en démontrer l'exactitude?

Je n'ai pas besoin de rappeler ces expériences. Il me suffira de dire que l'auteur, dans un travail original et fort bien fait, paru dans le *Bulletin* de la Société chimique de Paris (tome V, p. 750), a démontré par l'analyse que l'eau-de-vie naturelle contenait jusqu'à dix fois plus de substances *réputées* nuisibles que le cognac factice.

Le fait est exact. Peut-être même M. Mohler se trouve-t-il en certains cas, en ce qui concerne les eaux-de-vie de marcs notamment, au-dessous de la vérité, par suite d'insuffisance de ses procédés d'analyse! C'est ce qu'un avenir peu éloigné nous révélera, je l'espère.

Mais ce qu'il importe de considérer avant tout, c'est que M. Mohler n'a fait qu'énoncer une vérité scientifique, sans en tirer de conclusions, conclusions qui ne sont nullement du domaine de la chimie et qui regardent exclusivement la physiologie.

Ceux qui ne s'appuient que sur des faits scientifiques de cette nature pour conclure qu'il est préférable d'encourager la consommation des alcools neutres d'industrie, étant donnée leur teneur moindre en principes toxiques, agissent avec une légèreté, avec une témérité que n'excuseront jamais des intérêts privés, quels qu'ils soient, alors qu'est mis en jeu l'intérêt général, qui doit toujours primer tout.

La physiologie (car c'est bien à elle que je m'adresse, la thérapeutique ne devant tenir ici que la seconde place) arrivera-t-elle à nous éclairer un jour sur cette question de l'alcool et à nous donner la clef des phénomènes curieux et d'ordre intime qui s'effectuent dans l'organisme humain après absorption, par voie stomacale, de tous ces liquides alcooliques, naturels ou factices?

Je le désire ardemment, sans beaucoup l'espérer. Il faudra s'en tenir longtemps à l'expérience acquise.

Je ne l'espère guère, parce que le phénomène de l'absorption en général a toujours été pour cette science un des plus difficiles à résoudre, et est encore aujourd'hui, au sein des Académies du monde entier, l'objet de chaudes discussions, sans résultat bien apparent. Voyez plutôt ces matières grasses, qui, ingérées dans un certain état de saturation du sang, se retrouvent presque totalement dans les selles, alors qu'une très faible quantité a été absorbée.

Pour expliquer ce phénomène, on nous dit que ces substances, avant de pénétrer dans l'économie, forment avec les corps albumineux des combinaisons... particulières (?). Mais alors, il est à remarquer que les corps gras sont des éthers particuliers de la glycérine, qui est un alcool, et que si ces éthers se comportent de la sorte dans l'organisme, rien ne prouve qu'il n'en soit pas de même pour les éthers, si éthers il y a, qui constituent le bouquet des eaux-de-vie de Cognac, éthers d'alcools particuliers, susceptibles de former eux-mêmes, avec les principes minéraux ou albumineux de l'organisme, ou des composés insolubles, par suite inoffensifs et d'une élimination facile, ou bien des composés solubles, capables de produire l'excitation passagère et agréable que nous connaissons et les effets physiques et physiologiques que je relaterai plus loin ([1]).

Si la chimie a raison, dit le remarquable exposé traitant de la question et lu au Conseil d'hygiène de Cognac, il y a

---

([1]) Il est un fait certain que l'alcool absolu forme avec certains sels minéraux, pouvant se rencontrer dans l'organisme, des composés insolubles. (*Bull. Soc. chim.*, t. V.)

deux mois environ ; si la chimie a raison quand elle certifie les résultats de ses analyses et les propriétés des corps qu'elle étudie, on est souvent dans l'erreur pour les conclusions que l'on tire de ses analyses et de ses expériences, en attribuant à un mélange les propriétés que possède chacun des éléments qui le constituent.

Je ne puis résister au plaisir de citer encore quelques extraits de cet exposé, qui viennent servir admirablement la cause que je défends ici.

L'acte vital échappe encore par bien des côtés à la chimie, aussi bien d'ailleurs qu'à la physiologie.

Pourquoi ne peut-on produire chimiquement de l'alcool avec du glucose sans l'intervention physiologique de la levure, c'est-à-dire sans le travail de l'être vivant ? Il est remarquable que, dans cette opération, l'équation ne puisse être obtenue qu'à l'aide d'un acte physiologique.

La physiologie de laboratoire n'est souvent qu'une physiologie artificielle, car on ne saurait admettre que deux petits verres de *Cognac,* introduits par des injections intra-veineuses dans le système de la circulation, qui n'est point chargé de la digestion, puissent produire les mêmes effets que s'ils étaient élaborés par le suc salivaire et le suc gastrique et normalement infiltrés dans l'organisme, après des éliminations qui équivalent, dans une certaine mesure, à une rectification.

Est-ce que le curare, ce poison à l'injection mortelle, ne traverse pas impunément l'appareil digestif ?

Va-t-on nous interdire l'usage de la laitue parce que M. Dymont y a rencontré tout récemment de l'hyosciamine ?

Mais si notre *Cognac* renferme un certain nombre d'éléments nuisibles, le vin dont il est retiré, toutes choses égales d'ailleurs, en renferme au moins autant.

Si vous condamnez l'emploi de l'un, vous condamnez par le fait l'usage de l'autre !

Mais l'expérience acquise est là, se refusant énergiquement à cette application et à cette croyance.

Tous ceux qui ont étudié de près la question, tous ceux qui ont observé vous diront que le vin naturel, jeune ou vieux, que les eaux-de-vie de Cognac, jeunes ou vieilles, constituent des breuvages excellents pour la santé.

Est-ce que l'alcoolisme existe, comme ailleurs, dans les contrées où l'on boit du vin naturel, même en abondance?

A-t-on jamais vu, dans notre région, l'eau-de-vie de Cognac produire les effets pernicieux que vous constatez, grâce aux trois-six, dans le nord de la France et de l'Europe?

Le *Cognac naturel* est, comme le vin d'où on le retire, un tonique par excellence, et je montrerai, avec preuves à l'appui, que c'est un agent puissant de la thérapeutique dans un grand nombre de maladies, qu'aggraverait l'emploi des alcools industriels, surtout non rectifiés.

L'expérience et la marche ascendante de l'alcoolisme démontrent péremptoirement que les alcools d'industrie rectifiés ou non sont nuisibles dans des proportions naturellement différentes, tandis que le *Cognac* non rectifié ne l'est pas.

On peut évidemment se tuer avec de très bon *Cognac :* l'excès en tout est un défaut.

La strychnine, administrée à la dose de 1 milligramme, est un excitant très énergique des fonctions digestives et du système nerveux. A une dose cent fois plus forte, elle est éminemment toxique. N'en est-il pas de même de tous ces produits, alcaloïdiques ou autres, vendus chaque jour dans nos officines, dans le but de soulager ou de guérir?

Les expérimentateurs nous enseignent que, pour empoisonner un être vivant, il faut 3^{gr}90 d'alcool propylique par kilogramme de son poids, ou 2 grammes d'alcool butylique, ou 1^{gr}70 d'alcool amylique; de telle sorte qu'un homme du poids de 100 kilogrammes devrait absorber, pour s'intoxiquer, 300 grammes d'alcool propylique, ou 200 grammes d'alcool butylique, ou 170 grammes d'alcool amylique. Ces quantités sont, à quelques exceptions près, supérieures à celles que renferme de ces toxiques une barrique d'eau-de-vie à 50°.

On admet généralement qu'une barrique d'eau-de-vie de 200 litres à 50° contient en moyenne 600 grammes d'alcools supérieurs, soit 260 à 300 grammes d'alcool amylique et autant environ d'alcool propylique, butylique et autres réunis.

Or, la quantité d'alcool éthylique ou alcool de vin, contenue dans 2 litres d'eau-de-vie, est plus que suffisante pour tuer un homme du poids de 100 kilogrammes, cet alcool fût-il le plus neutre et le mieux rectifié.

Tandis que, pour arriver à un empoisonnement aigu, par l'un des trois alcools dont je viens de parler, il faudrait que le sujet désigné ingurgitât en quelques heures une barrique d'eau-de-vie.

Cette observation, me dira-t-on, est puérile; elle tombe sous les sens. Assurément, mais elle était nécessaire pour montrer que ce qui est désirable et vrai pour la rectification des alcools industriels renfermant en trop grande quantité des principes toxiques, dont quelques-uns sont très violents à faible dose, n'est ni désirable ni vrai quand il s'agit des eaux-de-vie de vin, où l'on rencontre des principes différents à doses inoffensives.

Les meilleurs arguments sont donc fournis par l'ensemble des phénomènes observés, et il est téméraire d'avoir une opinion arrêtée sur des faits que rien ne vient justifier.

Si la Société de Thérapeutique a cru devoir adopter la conclusion que j'ai mentionnée, et si son vote peut avoir une influence favorable sur l'adoption par le Codex de l'alcool, au lieu et place de l'eau-de-vie, c'est-à-dire du *Cognac,* dans la potion de Todd, par exemple, et dans toutes les prescriptions médicales où figurera à l'avenir l'emploi de ce précieux agent thérapeutique, ce n'est pas aux médecins ni aux pharmaciens de notre région qu'on demandera de se conformer aux prescriptions nouvelles de ce Codex. Jamais ils n'y consentiraient, parce qu'ils estiment que la vieille eau-de-vie de dix, vingt, trente, quarante ou cinquante années, qui repose dans un coin sacré de leur cave, est un remède bien plus efficace et bien plus agréable à prendre pour un malade que le liquide incolore qui passe et repasse à chaque minute dans un flacon permanent et soigneusement épousseté, sur lequel se trouve gravée, en lettres vitrifiées, cette mélancolique inscription : *alcool à 90°.*

Gardez-vous de nous imposer officiellement un produit dont nous ne comprenons pas l'emploi dans de pareilles conditions. Il nous serait trop aisé, avec des termes de comparaison en main, de ranger à notre avis les inspecteurs de pharmacie qui nous poseraient à ce sujet une question indiscrète et qui, en s'aidant de deux instruments d'analyse, toujours facilement transportables, qu'on appelle le *goût* et l'*odorat,* sortiraient de nos officines cognaçaises, je ne dirai pas *solidement,* mais tout au moins *fortement trempés* et convaincus de la supériorité de nos étoiles.

M. Yvon commet une erreur très grande en affirmant qu'il ne se fabrique plus d'alcool de Montpellier ou alcool de vin.

Pendant quelques années, il est vrai, la fabrication de l'alcool de vin s'est forcément ralentie, jamais éteinte ; mais elle a repris aujourd'hui sur les points où les vignobles sont reconstitués, et il se fait à l'heure actuelle, tant à Béziers qu'à Cognac, beaucoup d'alcool de vin dit de Montpellier.

Les statistiques sont là pour prouver ce que j'avance. Il est regrettable, il est même très fâcheux qu'avant de prendre une détermination les membres de la Société de Thérapeutique n'aient pu se déplacer et se rendre à Cognac afin de constater la reprise de nos vignobles charentais.

Plusieurs jours eussent été nécessaires pour visiter toute l'étendue de terrain occupée par ces vignobles et pour montrer que la station viticole récemment créée à Cognac et subventionnée par le gouvernement travaille sans relâche à l'extension de cette zone vinifère et ne ménage ni son temps, ni sa peine, ni le nombre des essais effectués par elle dans le but d'adapter au sol si calcaire de notre grande Champagne un cépage résistant et productif.

C'est en se rendant sur les lieux mêmes où une industrie est florissante qu'on se rend compte des progrès réalisés et des résultats obtenus.

A ceux qui nous visitent, nous ne faisons pas la mauvaise grâce, soyez-en persuadés, de leur offrir, après un excellent dîner, un petit verre d'alcool à 50° (bon goût). Nous leur faisons savourer cette délicieuse *Fine Champagne* (meilleur goût) dont Todd avait entrevu, pressenti, sinon savouré, la finesse et le velouté.

Oh! j'entends votre objection! Mais tous ces alcools supérieurs, me direz-vous; cet alcool amylique, le plus terrible de tous, vous ne nierez pas qu'ils existent dans votre *Fine Champagne* et qu'ils sont nuisibles à la santé! Je vous l'accorde, et je vous ai montré plus haut en quelles proportions.

Je tiens néanmoins à répondre un peu plus longuement à cette objection et n'ai pour cela qu'à rappeler une note remise en 1887 à la sous-commission des alcools, à Paris, par mon excellent ami M. Ordonneau.

Je dirai, tout d'abord, que l'alcool amylique n'est peut-être pas un poison aussi dangereux qu'on veut bien le laisser entendre.

On s'était basé, il y a quelques années, sur sa présence dans les alcools d'industrie pour réclamer le monopole, et si on y a renoncé à cette époque, c'est parce que, dans tous les alcools, d'où qu'ils proviennent, on trouve de l'alcool amylique. Les chimistes qui se sont occupés de cette question en ont rencontré partout. M. Le Bel en a trouvé dans le vin d'Alsace, M. Henninger dans celui de Bordeaux. Dans l'eau-de-vie de vin de Vendée, M. Ordonneau a trouvé, dans 3 lit. 30 d'alcool pur, c'est-à-dire complètement desséché sur du carbonate de potasse, 8 grammes d'alcool bouillant de 92° à 120°, 8gr7 bouillant de 120° à 130°, ce qui représente plus de 260 grammes d'alcool amylique et près de 250 grammes de mélange d'autres alcools par hectolitre d'alcool pur.

M. Morin a trouvé de l'alcool amylique dans un alcool obtenu par la fermentation du sucre pur par la levure de lie de vin.

N'y a-t-il pas, en Espagne, des distilleries de vin où l'on recueille l'huile (alcool amylique) dont on se sert pour l'éclairage?

Les sucres fermentés avec de la levure de bière donnent de l'alcool amylique. Les bières contiennent donc, comme les vins, des alcools supérieurs. Si ces bières sont hygiéniques en tant que liqueurs fermentées, l'alcool qu'elles fournissent à la distillation ne saurait être préjudiciable, même sans avoir été rectifié, ou, en d'autres termes, l'alcool amylique qui existe dans les liquides fermentés ne saurait être considéré comme une substance dangereuse, même à dose de 250 grammes par hectolitre d'alcool pur à 100°; car je ne pense pas qu'on ait jamais songé à remplacer la bière par une infusion quelconque additionnée d'alcool bon goût à 90°. Les wiskys irlandais si réputés sont distillés à l'alambic ordinaire et contiennent, par suite, tous les alcools supérieurs de fermentation. Il en est de même de l'eau-de-vie de vin, de cidre, de genièvre de Hollande, du kirsch, etc. Voyez même à quelles limites nous accule la logique en pareille matière : c'est que si un procédé précis de dosage de l'alcool amylique était donné, il faudrait, pour ne pas aller contre l'expérience acquise, tolérer dans les alcools industriels la quantité d'alcools supérieurs que fournit l'analyse soit d'une eau-de-vie des environs de Cognac, soit d'un vin classé du Bordelais, de la Bourgogne ou de la Champagne; sinon, le commerce honnête des alcools, des vins, cidres, merises, etc., sera impossible. On favorisera, par le fait, la fraude de ces produits par les alcools rectifiés industriels (1).

(1) Je dis d'un vin classé; mais il serait nécessaire en pareil cas d'établir une moyenne, car les levures peuvent varier suivant les contrées et la façon d'obtenir le vin, ce qui laisse supposer que les alcools supérieurs varient au moins en quantité dans les vins de différents crus.

Je n'insiste pas sur ce point, car voici quelque chose de bien plus grave.

Ne trouve-t-on pas, en effet, des alcaloïdes dangereux dans les alcools d'industrie, tandis que, dans l'eau-de-vie de vin et l'alcool de grain par le malt, ces produits sont à l'état de traces imperceptibles? Or, ces alcaloïdes constituent des poisons tellement toxiques qu'à la dose de 1 centigramme ils tuent un moineau très rapidement.

Leur odeur est excessivement désagréable, et quelques gouttes évaporées dans un appartem nt produisent de violentes migraines et des nausées.

Pour ne pas rencontrer de ces alcaloïdes dans les alcools d'industrie, il faut que ces alcools aient subi plusieurs rectifications successives, ce qui n'a pas besoin d'être fait pour notre *Cognac* et notre *Fine Champagne*.

Il est facile de voir l'avantage de notre précieux produit, de notre délicieux *Cognac,* sur les alcools bon goût ou autres, au point de vue médical et thérapeutique.

Voici, du reste, quelques expériences bien faites pour démontrer la véracité de ce que j'avance.

Si la haute personnalité médicale de M. Huchard a su mettre en relief les propriétés dynamogéniques et réductrices de l'alcool, bien avant lui M. le Dr Jannet (de Cognac) affirmait en ces termes que la *Grande Champagne* était le spécifique par excellence de la pneumonie :

« Un succès constant dans le traitement des pneumonies doubles, et cela au milieu des vicissitudes et des constitutions médicales les plus diverses : tel est le résultat que j'ai obtenu au moyen de la *Grande Champagne.* »

Si l'alcool possède des propriétés sédatives antipyrétiques, toniques, reconstituantes et dynamophores ; il est essentiel de s'assurer de la provenance de ce précieux médicament, car, comme le disait le célèbre clinicien Peter :

« L'effet physiologique de l'alcool n'est pas seulement diffèrent suivant la dose, suivant l'accoutumance, suivant l'âge du sujet, mais aussi suivant la *qualité* du breuvage...

» L'alcool n'est pas tout dans le vin, ni même dans l'eau-de-vie ou le rhum. Le bouquet, l'arome y jouent un rôle qui n'est pas minime. L'eau-de-vie vieille de Cognac n'a ni la même saveur, ni la même action sur l'estomac que la jeune eau-de-vie de même provenance, mais combien différente de ces odieuses mixtures chimico-industrielles, fabriquées de toutes pièces avec l'alcool de grain, de betterave ou de pomme de terre! La quantité d'alcool peut être la même dans chacune d'elles, la qualité y est absolument dissemblable, et, avec la qualité : l'*effet*.

» Ce n'est pas sans raison que la tradition a désigné sous le nom générique de *cordiaux* des liqueurs de choix, conservées dans les familles, et qu'on donne avec tant de succès aux malades chez lesquels domine la faiblesse, aux convalescents et aux vieillards. On parle toujours d'alcool, comme si c'était seulement de l'alcool qu'il s'agisse!

» Est-ce donc simplement de l'alcool plus de l'eau qu'il y a dans l'eau-de-vie, la vraie eau-de-vie? La chimie aurait beau répondre affirmativement que l'estomac le nierait. » (*Clinique médicale de Peter,* t. I, p. 782.)

Le Dr Jannet cite deux cas très curieux où le *Cognac* lui a réussi à merveille comme dynamophore et antipyrétique : l'un sur un jeune garçon de douze ans, atteint de pneumonie droite, et l'autre sur une jeune fille de vingt ans, atteinte de phtisie pneumonique. Je renvoie à son excellente brochure ([1]) pour la description des phases par lesquelles ses deux malades ont dû passer avant d'arriver à un complet rétablissement, qui ne s'est pas encore démenti, depuis 1881 pour l'un et 1888 pour l'autre.

Ce sont là, je l'espère, des résultats frappants, bien faits pour militer en faveur d'un produit.

([1]) *Étude clinique et thérapeutique sur l'eau-de-vie de Grande Champagne,* par le Dr L. Jannet, de Cognac, 1890.

Je souhaite que l'alcool à 90° en ait autant à son actif; il en a tant à son passif, ce malheureux et funeste liquide, qui faisait dire, il y a quelques années, à mon excellent maître et ami M. Falières : « Soit qu'il entre comme trois-six par la frontière allemande (et, Dieu merci! plus va, moins il en rentre), soit qu'il franchisse les Pyrénées sous forme de vin suralcoolisé, il contient tous les alcools dont la présence dans le produit le plus ordinairement consommé coïncide avec l'augmentation de la criminalité, de la folie, de l'inaptitude au service militaire, de la lassitude de la classe ouvrière au travail, avec la décroissance de la population, avec la diminution de la force physique, c'est-à-dire avec une diminution de la production nationale... »

Oui! jusqu'à nouvel ordre, mon opinion personnelle ne saurait être modifiée, et beaucoup penseront et considéreront toujours comme moi notre *Cognac,* jeune ou vieux, comme la meilleure et la plus inoffensive des liqueurs, comme le médicament le mieux apte à combattre certaines affections graves et, en particulier, la pneumonie simple ou double, liqueur que nos pères ont appelée, à juste titre, *eau-de-vie,* alors qu'un nombre, fort heureusement restreint, de leurs petits-enfants la considère comme une *eau-de-mort.*

L'alcool rectifié à 90° (bon goût) ne doit servir qu'aux préparations pharmaceutiques, telles que : *alcoolés, alcoolats, alcoolatures, éthérolés,* etc., aux *teintures de benjoin,* d'*arnica,* d'*iode,* de *camphre,* de *cannelle,* etc., etc.

Il peut, en outre, servir pour le traitement des plaies récentes ou anciennes. Nélaton, Maisonneuve et Richet en ont vulgarisé l'emploi en ce sens, parce qu'ils ont reconnu que, par cette méthode, on arrêtait promptement les hémorragies, par la coagulation rapide du sang et par la diminution de la suppuration, prévenant ainsi la putridité et l'infection purulente.

En injections, il peut servir, plus ou moins dilué, à guérir l'hydrocèle; sous forme de collutoire, il peut également enrayer certaines stomatites ulcéro-membraneuses, mercurielles, scorbutiques; certaines angines, etc., etc.

Mais dès qu'il s'agit d'un traitement interne, il faut, sans être taxé d'exclusivisme, le rejeter autant que possible et se rappeler les succès obtenus par le Dr Jules Guyot dans la période algide du choléra; par les Drs Peter et Jannet dans les diverses pneumonies, au moyen des *vieilles eaux-de-vie* de Cognac, et enfin par le professeur Parrot, dans le choléra infantile, au moyen de la potion suivante, à prendre par cuillerée à café toutes les heures :

> Cognac ou vieille eau-de-vie. . . .   10 grammes
> Eau distillée.   200   —

et non alcool rectifié, bon goût, à 90°, produit que je désire ardemment ne voir jamais inséré au Codex pour l'usage interne.

En maintenant la potion de Todd telle qu'elle est et en accentuant en quelque sorte la dénomination d'*eau-de-vie* par ces mots : *vieille eau-de-vie* ou *vieux cognac*, on donnera satisfaction entière à tous ceux qui ont à cœur l'intérêt général et principalement celui des malades, et le public, qui a toujours considéré, avec juste raison, le trois-six comme une drogue malfaisante, manifestera bien vite son contentement.

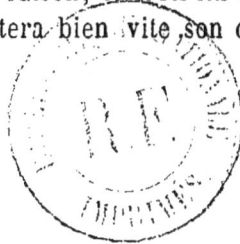

Bordeaux. — Imp. G. Gounouilhou, rue Guiraude, 11.

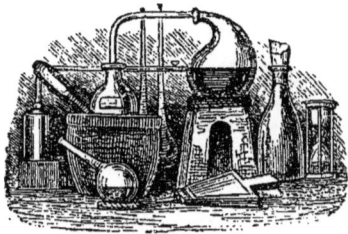